# TRAITEMENT

DU

# GENU VALGUM

A TOUS LES AGES

*Par un Nouveau Procédé d'Ostéoclasie Mécanique*

PAR

LE DOCTEUR VICTOR ROBIN
ANCIEN INTERNE DES HOPITAUX DE LYON
LAURÉAT DE L'ÉCOLE DE MÉDECINE DE LYON
(1er Prix Bichat)

---

PARIS
OCTAVE DOIN, EDITEUR
8, Place de l'Odéon, 8

1882

TRAITEMENT

# DU GENU VALGUM

LYON — IMPRIMERIE DE LA PROVINCE.

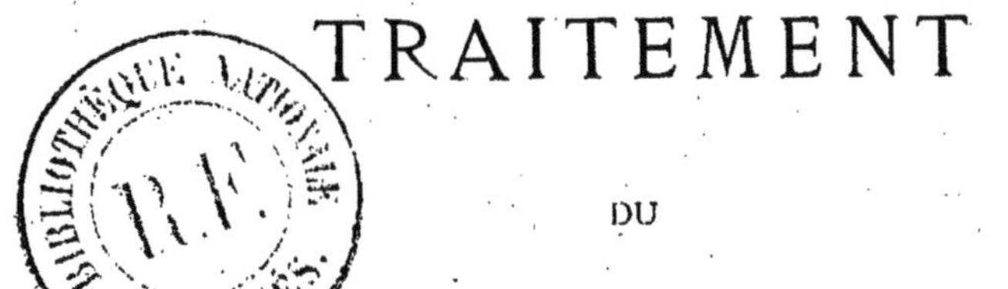


# TRAITEMENT

DU

# GENU VALGUM

A TOUS LES AGES

*Par un Nouveau Procédé d'Ostéoclasie Mécanique*

PAR

LE DOCTEUR VICTOR ROBIN

ANCIEN INTERNE DES HOPITAUX DE LYON

LAURÉAT DE L'ÉCOLE DE MÉDECINE DE LYON

(1er Prix Bichat)

PARIS

OCTAVE DOIN, EDITEUR

8, Place de l'Odéon, 8

1882

# PRÉLIMINAIRES

Je viens exposer ici le moyen de guérir rapidement le genu valgum, à tous les âges ; en produisant uniquement avec une précision et une innocuité absolue, cette fracture, que le redressement brusque détermine au hasard lorsqu'il réussit, et l'ostéotomie au prix d'une plaie communiquante.

Visant surtout la précision qui donne l'innocuité, j'ai entrepris d'autres recherches sur le redressement des ankyloses du genou, qui m'ont donné un bon résultat que j'ai eu l'honneur de présenter dernièrement à la Société nationale de médecine de Lyon ; je me propose de faire le même travail, pour les ankyloses de la hanche, pour les courbures rachitiques et les cals vicieux, mais jusqu'ici le temps et l'occasion m'ont manqué. Comme pour le genu valgum seul je puis présenter un certain nombre d'expériences et faits cliniques, il fera seul le sujet de ce mémoire. Je m'efforcerai de compléter mes autres recherches et les ferai connaître plus tard.

Avant d'exposer par quelle nouvelle manière de procéder, j'ai pu redresser les genoux en dedans des malades dont je vais rapporter les observations, il m'a semblé nécessaire de commencer par quelques brèves considérations sur le traitement antérieur du genu valgum. J'aurai donc trois chapitres : l'un comprendra ces considérations historiques et critiques ; un autre, le manuel opératoire avec la description de l'appareil nouveau ; enfin le troisième réunira mes différentes expériences cadavériques et les observations de mes malades, comme preuve à l'appui du second chapitre.

Je suis heureux d'avoir ici l'occasion de remercier mes maîtres, M. le professeur Ollier et M. Mollière, chirurgien en chef de l'Hôtel-Dieu, pour la grande bienveillance qu'ils m'ont toujours montrée et pour leurs précieux enseignements. C'est grâce à l'initiative de M. Ollier que j'ai entrepris mes premières recherches, c'est aidé par les encouragements et les conseils de M. Mollière que je les ai reprises et complétées ; qu'il me soit permis de leur exprimer ma profonde reconnaissance.

Merci également à mes amis d'internat, Audry, Lefevre, Boyer, Truchot, Denarié, etc., qui m'ont, avec leur obligeance habituelle, facilité beaucoup les essais que j'ai dû répéter si souvent et ont bien voulu recueillir l'observation de quelques uns de mes malades.

---

# CHAPITRE I

## ÉTUDE HISTORIQUE ET CRITIQUE

### DU TRAITEMENT DU GENU VALGUM

---

### APERÇU HISTORIQUE

En voyant combien est courte l'histoire du genu valgum, il semblerait que la Chirurgie a partagé jusqu'à nos jours le vulgaire dédain qui s'attache aux cagneux. En effet, l'entrée de cette affection dans le domaine vraiment scientifique est de date toute récente; il y a une cinquantaine d'années on abandonnait encore aux soins des empiriques le traitement de cette difformité. Mais ces derniers temps ont vu éclore de nombreux travaux ; d'habiles explorateurs ont commencé des recherches dans cette partie négligée de l'art chirurgical. La France peut en revendiquer une grande part ; mais tout particulièrement l'Ecole de Lyon.

Monthus, Despréaux, Houser, Brozdowki, de 1838 à

1842, cotoient le sujet dans leur thèse inaugurale. Mais après les publications de V. Duval, de Mellet, surtout de J. Guérin, la voie est ouverte.

On aborde de toutes parts : les uns étudient la pathogénie ; la plupart cherchent une méthode de traitement radical. C'est alors que paraissent les travaux de Bonnet, de Malgaigne, de Broca, d'Ollier ; les publications de Giraldes, de Bouvier.

Meyer de Vurtzbourg inaugure (1852) l'ostéotomie dans le genu valgum. Une foule de chirurgiens suivent son exemple ou perfectionnent l'opération. En Angleterre, Lister, Ogston, Annandale, Macewen ; en Allemagne, Billroth, Sheede, Riedengen, Nusbaüm, Thierch, Kolæzek. Mais en France, sous l'influence des idées de Bonnet, l'ostéotomie ne fait pas de prosélytes, ayant été d'ailleurs solennellement proscrite par la *Société de Chirurgie* (1855). On cherche, d'un autre côté, la solution du problème.

Bientôt Delore publie son procédé de redressement forcé ; Tillaux, Verneuil, Lannelongue, Anger viennent confirmer les résultats acquis. Les thèses de Saurel, Barbier, De Santi, Vergne, Lacène, etc., exposent et vulgarisent les découvertes.

Aujourd'hui, il nous reste à voir pourquoi, malgré les progrès réalisés, la chirurgie, incertaine et perplexe dans le choix des procédés thérapeutiques, met encore la question à l'ordre du jour de presque tous les congrès et des sociétés savantes, et provoque de nouvelles recherches.

Pour répondre à cette question, examinons avec plus de détails ce qui a été fait pour le traitement chirurgical, et mesurons les difficultés à vaincre.

Un tableau clinique de l'affection serait évidemment ici hors de propos ; touchons cependant un peu à la pathogénie, qui a inspiré tour à tour les différentes méthodes de traitement. Mais auparavant, un mot seulement des variétés du genu valgum :

## VARIÉTÉS ET PATHOGÉNIE

On sait que cette infirmité est caractérisée par la déviation du genou en dedans, de telle sorte que la cuisse et la jambe forment un angle à sinus externe plus petit que l'angle normal. Or, le rachitisme, dans l'enfance, peut produire, au niveau du genou, des déviations dans la direction des os ; les ostéites du fémur et du tibia, dans le voisinage de l'articulation, au moment de la croissance, peuvent constituer la même difformité par des troubles dans l'ostéogénèse. Cette déviation peut résulter d'une courbure rachitique, d'une luxation non réduite, d'une tumeur blanche, d'une arthrite sèche, d'une ostéite épiphysaire, enfin d'un développement anormal du fémur encore indéterminé, mais qu'on attribue à un trouble de l'ostéogénèse, comme nous allons le voir. De là, trois variétés : le genu valgum rachitique, qui frappe surtout la première enfance ; le genu valgum symptomatique, survenant à tous les âges et rentrant dans le cadre des différentes affections dont la déviation est la conséquence ; enfin le genu valgum que nous appellerons idiopathique, se manifestant, pendant l'adolescence, chez les sujets robustes, en général. C'est là pathogénie de cette dernière variété qui a le plus embarrassé les chirurgiens. Voyons rapidement les différentes théories émises à ce sujet :

Bonnet (de Lyon), J. Guérin, Billroth attribuaient la déviation à des rétractions fibreuses du ligament latéral externe, du tendon du biceps et du fascia lata ; Duchêne (de Boulogne) admettait l'hypothèse d'une action prépondérante du biceps fémoral sur les muscles de la patte d'oie ; Bonnet (de Lyon) s'est rallié à cette explication et a conformé le traitement à la théorie, comme nous allons le voir ; Malgaigne, et avec lui Dubreuil, Barwell, Fisler, explique la difformité par un relâchement primitif du ligament latéral interne, suivi d'une déviation de la jambe en dehors et d'une hypertrophie du condyle interne du fémur.

Ce serait, au contraire, une manifestation isolée et tardive du rachitisme, d'après MM. Delore et Macewen. Mikuliez, de Vienne, s'efforce de démontrer par des données d'anatomie pathologique cette dernière hypothèse.

Mais la théorie qui réunit aujourd'hui le plus de suffrages est née des travaux de M. Ollier sur la régénération des os. Elle repose sur l'existence d'un trouble de l'ostéogénèse, au moment de la soudure des épiphyses. Mais quel est le processus de ce trouble ostéogénique ? Voici le résultat de l'expérimentation entre les mains de M. Ollier.

Il a démontré que l'accroissement des os se fait par l'intermédiaire des cartilages épiphysaires. Eh bien, « l'irritation de ces cartilages produit un arrêt de développement localisé au point irrité. Si l'on fait une coupe dans la moitié du cartilage, de ce côté l'os s'arrête de grandir, tandis qu'il continue du côté opposé et produit ainsi une déviation du membre. Si on irrite violemment et directement le cartilage, on enraye l'accroissement de l'os ; mais, au contraire, si l'on irrite médiocrement, par l'intermédiaire de la moëlle ou du périoste, on produit une hypertrophie de l'os en longueur. Si donc on irrite modérément la partie interne seule du cartilage de conjugaison du fémur, on obtient une exagération de la longueur du condyle interne. » (*Traité de la Régénération des os*).

D'après ces données et celles de l'anatomie pathologique, qui montre constamment une différence notable entre les deux condyles fémoraux, dont l'interne est toujours plus volumineux dans le genu valgum, M. Ollier croit à la soudure prématurée de la moitié externe du fémur provoquée par des causes mécaniques ; alors l'hypertrophie du condyle interne ne serait qu'apparente. D'autres la croient réelle, consécutive à une augmentation de l'activité nutritive du cartilage épiphysaire. (De Santi). Il y a encore une autre explication, qui est celle de Sezary, élève d'Ollier, Marchand et Terrillon. Ces auteurs admettent qu'il se produit à l'époque de la croissance un véritable ramollissement du cartilage de conjugaison, et il en résulte une sorte de basculement de l'épiphyse sur la diaphyse, sous l'influence de fatigues professionnelles et de positions vicieuses.

Quoi qu'il en soit de ces théories, nous allons voir l'influence considérable qu'elles ont exercée sur les différentes manières de traiter le genu valgum.

## PROCÉDÉS THÉRAPEUTIQUES DIVERS

D'une manière générale, le traitement chirurgical du genu valgum a pour but le redressement de la jambe avec conservation de l'intégrité des fonctions du genou.

Nous allons passer en revue les différents procédés préconisés jusqu'ici, en laissant complètement de côté le traitement médical et hygiénique — qui peut avoir une certaine importance, mais que nous ne devons pas apprécier ici. — Pour le traitement chirurgical, nous suivrons l'ordre classique :

1° Redressement lent ;

2° Redressement brusque ;

3° Méthodes des sections fibreuses et musculaires, sous-cutanées ;

4° Ostéotomie et ses variétés.

*Redressement lent et appareils tuteurs.* — Cette méthode, la plus ancienne, celle qui a dû venir la première à la pensée des chirurgiens, dispose d'une foule d'appareils dont le trait commun est de chercher le redressement à l'aide d'une longue suite de manœuvres améliorant la difformité peu à peu, graduellement. Nous n'avons pas à les décrire. Mentionnons, cependant, la planche trouée de M. Ollier ; l'emploi de traction élastique (Verneuil), au moyen d'une bande de caoutchouc attirant le genou contre une attelle externe ou contre le membre du côté opposé, d'après la pratique de Van der Menlen ; l'application successive d'appareils silicatés, comme le fait Mikuliez, enfin les tuteurs articulés, qui permettent la marche au malade.

Au point de vue des résultats cliniques de ces divers moyens, voici comment Macewen les apprécie dans son travail récent sur l'ostéotomie : « On parle de bons résultats obtenus dans des cas isolés ; personnellement, je n'en ai vu aucun. Au contraire, quelques malades ont raconté avoir été soumis à l'application d'appareils gardés, sans interruption, pendant des mois — une personne plus de six mois — et ils ont invariablement déclaré qu'ils n'en avaient retiré aucun bénéfice. »

Cette opinion, M. Delore, après sa longue pratique, la partage entièrement. En général, tous les chirurgiens sont d'accord que ce moyen de redressement trouve son indication dans les cas restreints de genu valgum chez les tout jeunes sujets, dont les os sont facilement malléables et tout à fait à la période de début ; à la période du genu valgum confirmé, ces moyens sont très infidèles.

En résumé, les ressources de cette méthode sont minimes, les résultats incertains, les appareils pénibles et quelquefois dangereux quand les os ont atteint le degré d'*éburnation*.

Les dernières tentatives de redressement lent faites à l'Hôtel-Dieu de Lyon par M. Letiévant, avec l'appareil de notre collègue et ami, le docteur Hortolès, ont montré qu'il pouvait survenir de vives douleurs, des excoriations de la peau et même de larges plaques gangréneuses aux régions comprimées. L'appareil, que l'on peut comparer à celui que Fabrice de Hilden avait inventé pour le redressement de l'ankylose angulaire du genou a été décrit dans la thèse de notre collègue d'internat, le docteur Guers. On peut craindre, à juste titre, que les résultats ressemblent trop à ceux qu'ont donnés les appareils analogues : la méthode est longue et le redressement passager. Ceci tient au vice général de la méthode qui corrige la cause accessoire de la difformité, la rétraction ligamenteuse, et reste impuissante contre la cause première essentielle, la déviation osseuse. C'est le défaut capital de la méthode ; c'est aussi celui de la méthode suivante.

*Procédé des sections musculaires et tendineuses.* — Les idées de Bonnet sur la pathogénie le conduisirent à pratiquer la section du tendon du biceps pour le redressement du genu valgum, mais les résultats pratiques ne répondirent pas aux prévisions de notre grand chirurgien ; il l'avoue lui-même dans son *Traité de la Ténotomie sous-cutanée.* « La section du tendon du biceps, dit-il, facilite le redressement ; mais celui-ci ne tend pas à être permanent, il est bientôt détruit par la marche. Parmi les cas où je l'ai pratiquée, il m'est impossible d'en citer un seul où j'aie obtenu un succès véritable. »

Lengenbeck, croyant trouver dans la rétraction du ligament latéral externe la cause de la déviation articulaire, proposa de le sectionner ; son exemple fut suivi par Billroth ; les résultats cliniques n'ont guère été meilleurs que ceux de Bonnet. Billroth opéra chez des adultes ; les deux premiers guérirent avec un résultat passable ; un troisième fut incomplètement redressé avec des mouvements de latéralité ; un quatrième eut une paralysie complète à droite, une parésie à gauche, une marche possible seulement à l'aide d'appareils orthopédiques.

Ces premières tentatives n'étaient pas encourageantes. Billroth eut la pensée de combiner les deux méthodes de Bonnet et de Lengenbeck : il fit la section du ligament latéral externe avec celle du biceps. Reeves, après lui, divisa en outre le fascia lata. Renchérissant encore, Jackson, Wolver, Rhampton, firent une section des parties molles sur le côté externe de l'articulation.

Or le malade de Billroth eut un relachement de l'articulation du genou, accompagné d'arthrite sèche; quant aux autres tentatives, M. Brodhurst seul s'est déclaré satisfait. Mais un des membres de la Société cliniqne de Londres a publié à propos d'un malade qui faisait le contentement de M. Brodhurst, que tous les chirurgiens présents eurent une démonstration vivante que la méthode préconisée était pire qu'inutile.

On avait mal placé dans les ligaments et les muscles la cause de la déviation dans le genu valgum, les données étaient fausses et les résultats ont été mauvais.

Les découvertes de M. Ollier, en éclairant les chirurgiens sur la véritable cause du genu valgum, résidant, non dans l'articulation, mais dans les os, ont ouvert la grande voie thérapeutique où devait se trouver la solution du problème.

Aussi nous allons voir que le procédé de M. Delore a donné d'excellents résultats tant qu'il a pu corriger cette déformation osseuse et éviter les arrachements ou distensions ligamenteuses.

*Redressement brusque.* — M. Delore a fait connaitre son procédé au Congrès de Lyon de 1873, puis, plus tard, en 1874, à la Société de chirurgie ; mais il le pratiquait depuis fort longtemps.

Voici le procédé opératoire tel que le pratique M. Delore :

Le malade, anesthésié, est couché sur le côté à redresser ; alors le chirurgien, par des violences manuelles progressives, presse l'angle du genou jusqu'à redressement complet.

M. Tillaux a un peu modifié le procédé de M. Delore; au lieu de presser le genou, c'est sur la jambe qu'il agit ; il couche le patient sur une table, de manière que par sa face interne le genou touche le bord de la table ; il fait fixer le bassin et la cuisse par des aides et saisit la jambe comme un bras de levier en procédant par des secousses graduées, de plus en plus fortes.

Kœnig préfère opérer en plusieurs séances, en maintenant, chaque fois, le redressement partiel obtenu, par des bandages silicatés, jusqu'à redressement complet.

Quoi qu'il en soit de la manière de procéder, c'est toujours le redressement brusque inauguré par le chirurgien lyonnais. Il faut quelquefois une force considérable pour obtenir le redressement ; le chirurgien se fatigue souvent et se trouve obligé de faire appel à des aides, et il est nécessaire parfois d'un temps assez long (quinze à trente minutes).

Le redressement est produit soit par la déchirure ou l'arrachement des ligaments, par le décollement des épiphyses, tantôt du fémur, tantôt du tibia, et le tassement des extrémités osseuses.

Après l'opération, on immobilise le membre redressé dans un appareil plâtré ou silicaté..

Dans la grande majorité des cas, les suites de l'opération sont bénignes ; l'opéré accuse de la douleur pendant les premiers jours ; il y a un peu de réaction fébrile. On laisse l'appareil appliqué d'habitude pendant cinquante à soixante jours s'il ne survient pas d'accident. Il y a alors de la raideur dans le genou, mais elle disparaît vite par le massage et les mouvements gradués. Mais on est obligé, pour éviter la reproduction rapide de la déformation, d'appliquer un appareil tuteur que le malade devra garder six mois, un an.

Sur plus de deux cents opérés, M. Delore n'a jamais eu d'accident redoutable. Cependant on a observé quelques complications fâcheuses, par exemple un cas de fracture articulaire du fémur (Delore), quelques arthrites subaiguës (Lannelongue), deux cas de parésie du nerf sciatique (Billroth) et un cas de périostite suppurée du fémur, consécutive au décollement du périoste (Beckel).

Quant aux résultats obtenus, il est nécessaire, pour les apprécier, de faire une double distinction : résultat immédiat et résultat définitif chez l'enfant et chez l'adulte.

Chez l'enfant, la méthode de M. Delore a, dans la grande majorité des cas, produit un redressement immédiat parfait et inoffensif, comme nous venons de le voir. C'est dans cette catégorie de genu valgum que le procédé excelle, alors que le rachitisme est en voie de réparation, sans avoir atteint le degré de la période éburnative ; dans ces conditions, les extrémités osseuses cèdent facilement sans lésion de l'appareil articulaire ; on remédie ainsi à la véritable cause de la déformation, la courbure osseuse, et le redressement est complet. S'il en était toujours ainsi, le traitement du genu valgum serait définitivement fixé. Malheureusement, nous allons voir la méthode échouer ou devenir périlleuse dans nombre de cas.

Dernièrement, nous avons pu voir dans le service de M. Fochier, à la Charité, salle Saint-Pierre, un enfant incapable de marcher ; il possède des jambes de polichinelle, ses genoux présentent des mouvements de latéralité considérables. Or, ce petit malade était cagneux et a été redressé par la méthode de M. Delore. Ici le résultat de la méthode est plus funeste que la difformité première. Voici pourquoi. Il s'est rencontré que chez cet enfant le rachitisme était avancé, les os ont présenté cette résistance particulière qui caractérise la période d'éburnation ; dans les efforts du redressement, les ligaments articulaires ont été déchirés, arrachés, les extrémités osseuses sont restées intactes. On se retrouve alors dans les mêmes conditions du redressement par les méthodes des sections fibreuses ; de là un résultat mauvais.

Ce danger des arrachements ligamenteux est le grand écueil où vient échouer complètement la méthode de M. Delore. « On sait, dit M. de Santi (*Archives générales de Médecine*), combien les lésions des ligaments se réparent lentement ; combien la cicatrice en est imparfaite, et combien se trouvent ainsi compromises la solidité de l'articulation et la précision des mouvements ; or, avec une articulation branlante, le genu vulgum se reproduit infailliblement... Les observations de redressement forcé dans lesquelles il y a eu déchirure du ligament latéral externe, démontrent que la rupture de ce ligament aboutit à peu près sûrement à une laxité de l'articulation, *et par conséquent à un état plus grave que la difformité initiale.* » Tous les auteurs sont unanimes sur ce point. Lorsque cet accident arrive, c'est la condamnation pour le malade à porter des béquilles à perpétuité. Or, cet accident redoutable survient fatalement chez les sujets rachitiques, en période d'ostéoclérose à un degré avancé. Il surviendra également chez les adolescents ; en voici la preuve :

La résistance réciproque des os et des ligaments varie avec l'âge. Les expériences cadavériques réunies dans les thèses de Saurel, Barbarins et Barbier démontrent qu'il arrive rarement chez les enfants d'arracher les ligaments, en soumettant le genou à des pressions réitérées identiques à celles que nécessite le procédé de redressement brusque. Ici c'est l'exception, chez les adolescents, c'est fréquent, et chez les adultes c'est la règle.

De Santi a expérimenté sur douze sujets de dix-huit à vingt-deux ans : neuf fois il a obtenu la déchirure ou l'arrachement d'une parcelle de condyle ; jamais il n'y a eu de décollement épiphysaire.

Nous avons répété ces expériences sur six sujets de quatorze à vingt-et-un ans ; chez un seul, le plus jeune, et d'un côté seulement, nous avons pu produire une infraction osseuse ; chez les autres il s'est toujours produit des arrachements ligamenteux.

Ainsi l'expérimentation est concluante ; nous allons voir que la clinique n'est pas moins démonstrative.

Voici, d'après Thorens, la statistique de Billroth, rapportée par Mikuliez :

« Sur 19 cas chez des sujets de 19 à 25 ans, il (Billroth) produisit 10 fois la rupture du ligament externe, 4 fois il dut recourir à la section sous-cutanée de ce même ligament.

« Si le redressement a pu, chez plusieurs, être obtenu rapidement, l'articulation n'avait pas moins conservé des mouvements de latéralité étendus et une faiblesse nécessitant pendant plusieurs mois le port d'un appareil et empêchant les patients de reprendre un travail pénible. Dans 7 cas (16 à 21 ans) la difformité s'est reproduite ; dans 4 (23 ans) il y a eu insuccès absolu. Le succès le plus complet a été obtenu chez un homme de 21 ans, chez lequel le redressement brusque avait déterminé une fracture sus-condylienne du fémur. »

M. Delore cite également un sujet de dix-huit ans chez lequel sa méthode donne un succès complet ; mais c'est un cas exceptionnel et M. Delore recommande lui-même de s'abstenir de toute manœuvre chez les sujets âgés de plus de seize ans. De Santi pense que ce chiffre est encore trop reculé « et qu'après quatorze ans, l'opération est très hasardeuse. »

Il faudrait peut-être baisser encore ce chiffre, car Barbier dit avoir obtenu dans ses expériences cadavériques des ruptures ligamenteuses chez des sujets de douze à quinze ans.

De l'ensemble de ces faits on peut conclure que la méthode de M. Delore donne de bons résultats chez les enfants, parce que chez ceux-ci le redressement s'opère par des infractions osseuses. Au contraire, chez les adolescents ou les adultes, chez les rachitiques à la période d'éburnation, elle devient hasardeuse et dangereuse même, parce que le chirurgien agit en aveugle et s'expose à substituer à l'infirmité qu'il veut guérir une infirmité plus nuisible.

Voilà pourquoi la méthode de M. Delore n'a constitué qu'un progrès restreint et n'a pas su fixer la Chirurgie dans le traitement du genu valgum.

Outre ce manque de précision dont on l'accuse, à juste titre, elle présente encore d'autres inconvénients que nous devons signaler : le premier consiste en ce que la durée du traitement est trop longue.

Soixante jours de repos forcé en bandage silicaté, puis appareils tuteurs, de vraies entraves pendant six mois et même un an pour empêcher la récidive. C'est là un désavantage considérable qui justifie jusqu'à un certain point l'ostéotomie, même chez les enfants. Beckel a appliqué simultanément les deux méthodes sur le même malade atteint de genu valgum double ; à gauche, il pratiqua l'ostéotomie ; à droite, il employa le redressement brusque. Le membre droit mit quatre mois à guérir ; le gauche, un mois seulement.

C'était cet inconvénient du redressement brusque, qui a fait écrire par M. de Saint-Germain (*Journal de Médecine et de Chirurgie*, 1879) : « Cette méthode a l'inconvénient d'obliger ensuite à une immobilisation fort longue et à l'application prolongée d'un appareil absolument semblable à celui que portent les sujets qui ne sont pas opérés. De telle sorte qu'on a les dangers de l'opération sans abréger la durée du traitement. »

Cette appréciation nous semble quelque peu exagérée, néanmoins elle constate un inconvénient véritable. Nous avons dû en tenir compte dans nos recherches afin d'éviter cet écueil. Nous ne signalerons que pour mémoire les dangers qu'un décollement épiphysaire devait présenter, d'après certains chirurgiens, pour le développement ultérieur ; la clinique a montré qu'ils étaient imaginaires. On a dit peut-être plus vrai lorsqu'on a accusé la méthode de M. Delore d'être du reboutage et de l'empirisme.

Quoi qu'il en soit, il existe encore un inconvénient véritable sur lequel nous devons particulièrement insister : c'est l'impossibilité, quelquefois, et souvent la difficulté extrême du redressement brusque. Il a été constaté par bien des chirurgiens, par Beckel entre autres, qui déclare *(Bulletin de Thérapeutique médicale)* : « n'être jamais arrivé à produire le redressement brusque chez les sujets ayant dépassé 10 ans. »

C'est pour vaincre cette difficulté qu'on a eu recours à l'ostéoclasie mécanique.

Ces tentatives n'ont pas été heureuses, il est vrai, comme nous allons le voir, mais elles sont pour nous d'un très grand intérêt.

Avant d'entrer dans des considérations plus générales, disons tout de suite, sauf à le prouver plus loin, que de tous les inconvénients signalés, ce dernier est le seul que l'appareil de M. Collin, construit spécialement pour régulariser la méthode de M. Delore, ait complètement évité.

Mais nous devons jeter un rapide coup d'œil sur l'ostéoclasie en général avant de voir pourquoi cette méthode, qui pouvait donner la solution complète du problème thérapeutique du genu valgum en particulier, n'a cependant donné que des résultats insuffisants, comme nous venons de le dire.

L'ostéoclasie est de date fort ancienne. On l'a d'abord appliquée au redressement des membres vicieusement consolidés. L'arsenal de la vieille chirurgie renfermait plusieurs machines destinées à cet effet : celles d'Hippocrate, d'Apelle, d'Archimède.

Mais ces machines donnaient des résultats tellement désastreux que, dans l'antiquité comme de nos jours, l'imperfection de l'ostéoclasie fit naître une opération rivale qui n'était autre que l'ostéotomie proposée par Paul d'Egine. On attaquait directement le cal à ciel ouvert, les dangers étaient grands : aussi l'une et l'autre méthode proscrites et oubliées ne laissent, pendant de longs siècles, aucune trace dans l'histoire de la chirurgie.

Muys et de Lamotte, au XVI$^{e}$ siècle, font cependant quelques tentatives d'ostéoclasie qui restent isolées ; il faut venir jusqu'à nos jours pour voir la méthode entrer dans une phase de renaissance et de rénovation presque complète. Mais, chose singulière, notre siècle a fait aux deux méthodes rivales la même destinée que dans l'antiquité ; les chirurgiens ont suivi la même voie, les essais d'ostéoclasie sont venus les premiers ; mais les résultats imparfaits ou même désastreux, comme ceux de Louvrier, ont conduit à l'ostéotomie comme au temps de Paul d'Egine.

Ce fut Bosch qui construisit la première machine pour briser les cals vicieusement consolidés ; elle fut modifiée par Œsterlen, qui lui donna le nom singulier de *dysmorphéo-osteopalinclaste*. En 1839, Louvrier eut l'idée d'appliquer l'ostéoclasie aux ankyloses ; Rizoli, au genu valgum. Maisonneuve fracturait l'os au moyen d'une machine avant de faire l'amputation.

Comme on peut le voir par ce simple exposé, on a

considérablement étendu les applications de la méthode ostéoclasique. Aujourd'hui, outre l'ostéoclaste de Œsterlen modifié par Blasius, celui de Rizoli, la machine de Louvrier, on possède encore celui de Burns, de Wolkmann, celui d'Esmarck, enfin celui de M. Collin spécialement destiné à guérir le genu valgum suivant le procédé de M. Delore.

Nous avons dit que la tendance générale actuelle était de délaisser l'ostéoclasie pour l'ostéotomie. Cependant l'ostéoclasie devrait être la méthode de choix, grâce à son innocuité absolue. Il nous reste à examiner pourquoi cet abandon.

Deux causes principales ont entravé le progrès de la méthode ostéoclasique :

La première tient à ce que tous les inventeurs d'appareils ont trop imité leurs prédécesseurs ; les ostéoclastes d'Œsterlen, de Blasius, de Rizoli, de Wolkmann, Maisonneuve et Collin sont les mêmes en principe ; ils ne diffèrent, comme on peut facilement s'en convaincre, que par des modifications de détails. De la sorte, les imperfections des premiers ostéoclastes subsistent dans les derniers construits.

La seconde, c'est qu'on n'a pas compris ou qu'on n'a pu réaliser toutes les conditions essentielles pour donner à l'ostéoclasie le caractère de précision absolue que réclame toute méthode vraiment chirurgicale. Il fallait mettre entre les mains des chirurgiens un appareil ou un procédé avec lequel il pût agir sur l'os caché dans la masse des parties molles, ainsi qu'on le fait dans une opération à ciel ouvert.

Il fallait que non-seulement on pût choisir le point

précis n'importe dans quelle partie de l'os, dans l'épiphyse ou la diaphyse, mais encore pouvoir fracturer l'os complètement ou non, je dirai plus : déterminer le sens de la fracture, la faire oblique ou transversale à volonté.

Il fallait enfin éviter toutes lésions des parties molles, toutes déchirures du périoste.

Le problème ainsi posé était difficile à résoudre, aussi ne l'a-t-on que fort imparfaitement résolu, car si les parties molles ne sont pas lésées en général, dans l'application des différents appareils aux procédés employés jusqu'ici, il n'y avait aucune possibilité pour le chirurgien de déterminer le sens de la fracture : elle était oblique, on ne pouvait la faire transversale, ce qui, dans certains cas, peut être très avantageux.

Les différentes relations ne parlent pas de la possibilité d'obtenir des fractures complètes ou incomplètes, cependant théoriquement la chose nous semble possible à l'aide des anciennes machines.

Mais il n'en est pas de même lorsque le chirurgien veut préciser le siège de la fracture : l'os se brise là où il est le moins résistant, entre les deux points d'appui, dans les cals vicieux par exemple ; d'après Gaussembauer *(Archives de Lengenbeck)* la fracture se produit, tantôt dans le cal, tantôt au-dessus ou au-dessous.

D'une manière générale, dans l'ostéoclasie telle qu'on l'a employée jusqu'ici, le chirurgien n'est pas maître de produire la lésion qu'il veut, ni de déterminer le lieu de cette lésion. Mais l'inconvénient le plus considérable, celui qui explique pourquoi, dans le genu valgum surtout, les résultats ont été fort incomplets, c'est l'impossibilité où l'on était de fracturer un os dans l'épiphyse sans agir sur l'articulation. Manuellement la chose est impossible ; elle était possible à l'aide de machines, mais on n'a pas su le réaliser.

Comme le fait remarquer Gaussenbauer, les inventeurs de machines, Blasius, Rizoli, Burns, Wolkmann, Maisonneuve, et nous ajouterons Collin, tous à l'exemple de Bosch ont appliqué le principe du levier à deux branches, de sorte qu'il faut deux points d'appui ; la puissance, vis ou levier, agit dans l'intermédiaire. On comprend dès lors que l'application de la machine dans l'épiphyse devient impossible (Gaussenbauer), l'un des points d'appui manque, ou ces deux points sont trop rapprochés, et, pour briser l'os dans cette condition, il faudrait le déploiement d'une force capable de broyer les tissus.

Dans le genu valgum il est nécessaire, pour remédier à la difformité, de faire une fracture juxta-articulaire ; dès lors, on n'a pu procéder qu'à la façon de M. Delore : agir sur le genou.

Entrons dans plus de détails à ce sujet et examinons comment agit dans le genu valgum l'ostéoclaste de M. Collin, par exemple, spécialement construit en vue de cette affection. Les deux points d'appui se trouvent être l'un sur la jambe et l'autre sur la cuisse ; la force destinée à produire le redressement s'applique directement sur le genou ; lorsque l'appareil est mis en jeu, les ligaments sont violemment tendus dans un premier temps ; la machine continue son action, une lutte de résistance s'établit entre ces mêmes ligaments et les extrémités osseuses ; dans un suprême effort, c'est le moins résistant qui cède ; un accident redoutable sera produit si ce sont les ligaments. Ce danger serait moins fréquent, dit-on, dans le redressement brusque, à l'aide de cette machine que par le procédé de Tillaux ou de Delore, néanmoins l'écueil existe.

M. Terrillon qui, dans son rapport *à la Société de chirurgie* (décembre 1879) avait été si favorable à l'appareil de M. Collin, considérant la question du traitement du genu valgum comme définitivement tranchée par cet ostéoclaste, revient sur cette première impression dans son rapport du 30 avril 1881.

On pouvait, dit-il en substance, faire à l'opération du redressement brusque une objection grave, c'était l'impossibilité de redresser certains sujets vigoureux ou des rachitiques à la période éburnative ; l'appareil de M. Collin semblait éloigner toute impossibilité, et avec son aide il semblait qu'on pouvait toujours redresser, chez les jeunes gens du moins, par le décollement des épiphyses, « *mais cet espoir fut déçu* — citons textuellement — *et l'emploi de l'appareil échoue chez quelques malades. Il existe, malheureusement, des individus encore jeunes chez lesquels le cartilage dia-épiphysaire résiste à cause de son osssification prématurée ; ici la force déployée par l'appareil finit par agir sur les ligaments et peut produire des désordres regrettables.* »

M. Terrillon conclut alors à l'ostéotomie, en donnant les indications de celle-ci et du redressement brusque.

Voilà donc, appuyée sur cette haute autorité, l'assertion que nous avions émise précédemment ; qu'en somme l'appareil de M. Collin n'avait donné aux chirurgiens que la force pour tous les cas, mais non la sécurité.

En résumé, l'ostéoclasie, d'une manière générale, n'a pu encore entrer dans le domaine chirurgical comme une méthode définitive ; elle n'a pu triompher de l'ostéotomie, parce qu'on n'a pas su lui donner la précision mathématique dont elle était susceptible cependant ; précision dans le siège de la fracture, la direction de celle-ci, l'assurance absolue de produire la lésion voulue et rien que la lésion voulue, dans une partie quelconque de l'os, dans la diaphyse ou l'épiphyse.

Pour être complet, nous devons citer pour mémoire le procédé des poids et des machines à extension, le procédé de Baker, consistant dans une gouttière à extension continue, dans laquelle le chirurgien anglais place son malade, après lui avoir fait subir, du moins pour quelques-uns, la section des tendons. Mais nous avons hâte de passer à la méthode des sections osseuses.

*Ostéotomie.* — Nous avons vu que, dans l'antiquité, l'impuissance et les résultats défectueux de l'ostéoclasie avaient autorisé Paul d'Egine à conseiller d'attaquer les cals vicieux directement, à ciel ouvert ; que cette opération sanglante a été reprise par les modernes, et appliquée sur un champ beaucoup plus étendu. Mais les tentatives de Lemercier (1815), puis de Waseführ et de Key dans le redressement des cals vicieux par l'ostéotomie ; celles de Rhea Barton pour les ankyloses ; de Meyer de Wurtzbourg (1850) pour le genu valgum, seraient sans doute restées dans l'histoire comme un témoignage des témérités chirurgicales de notre siècle, sans les découvertes des pansements antiseptiques.

Les progrès de ceux-ci et les perfectionnements de la méthode elle-même, soit dans le procédé opératoire (ostéotomie sous-cutanée de Lengenbeck),soit dans l'instrumentation (substitution du ciseau, véritable bistouri des os, à la scie hachant les tissus), ont beaucoup contribué à diminuer les dangers de cette opération grave, et à assurer son triomphe sur l'ostéoclasie. Elle compte aujourd'hui de très nombreux partisans, surtout à l'étranger, où on la pratique d'enthousiasme avec une hardiesse qui, certainement, tient de la témérité ; car, non-seulement on a cru légitime d'ostéotomiser dans le genu valgum à tous les âges, par le procédé sous-cutané linéaire ou cunéiforme, soit du tibia (Billroth, Nusbaüm Wolkmann), ou du fémur (Macewen, Chiene, Von Heine) ; mais on est allé jusqu'à ouvrir l'articulation du genou pour couper le condyle hipertrophié suivant la méthode d'Ogston, ou réséquer le condyle dans l'articulation même, comme n'a pas hésité à le faire Annandale. Cette audace étonne, surtout quand on songe que de telles méthodes sont employées pour un simple genu valgum. En France, fort heureusement, on a fait prévaloir jusqu'ici la prudence sur l'audace ; non-seulement on n'a pas imité ces singularités pleines de périls, mais on a tenu l'ostéotomie simple comme suspecte elle-même.

Beauregard, du Havre ; Beckel, de Strasbourg, ont seuls appliqué l'ostéotomie à la guérison du genu valgum. Mais la tendance actuelle, s'il faut en juger par les publications récentes, ou les discussions à la Société de chirurgie, à propos des dernières communications de Beauregard et de Beckel semblerait s'établir en faveur de l'ostéotomie.

Beckel, qui s'est fait, chez nous, le porte-voix de l'étranger, applaudit de toutes ses forces à ce mouvement (*Revue de chirurgie*, 10 juin 1882) et semble vouloir donner la dernière impulsion qui va précipiter la chirurgie française, encore hésitante, dans la voie tracée par l'étranger.

Le moment semble tout à fait opportun de venir montrer que la méthode française doit rester la seule méthode rationnelle, après avoir reçu les perfectionnements dont elle était susceptible et l'avoir dépouillée des inconvénients qu'on lui reprochait, à juste titre, car il sera toujours démontré en chirurgie qu'il faut abandonner à jamais une méthode sanglante quand il en existe une autre atteignant sûrement le même but sans plaie et sans danger.

On a beau dire que Lister veille au pied du lit de l'opéré ; on a beau présenter l'ostéotomie sous le mirage des plus brillantes statistiques ; l'ostéotomie, quoi qu'on fasse, restera une opération grave ; les dangers auxquels on expose l'opéré ne sont pas proportionnés aux inconvénients qu'entraîne une difformité telle que le genu valgum. Sans aucun doute cette difformité est fort disgracieuse, elle prédispose aux contusions, aux entorses, aux hydarthroses, arthrites sèches ; le cagneux souffre de l'ennui moral de son infirmité, de son inaptitude à certaines professions, enfin la marche lui est quelquefois pénible, douloureuse, mais la vie n'est jamais en danger ; l'infirmité ne compromet pas la santé générale; il faut que ces inconvénients locaux soient chez lui à un degré bien intense pour lui faire subir une opération qui va l'exposer à une suppuration prolongée, fistules osseuses, nécroses, arthrites, tumeurs blanches, ankyloses, enfin au danger de mourir de l'une de ces complications ou de tout autre accident redoutable des opérations sanglantes. Les statistiques des partisans les plus enthousiastes de l'ostéotomie confirment ces prévisions rationnelles, malgré leur optimisme bien avéré.

Billroth, sur 28 cas d'ostéotomie du tibia, a eu 22 guérisons par première intension, 3 suppurations prolongées, 2 morts par phlegmon et septicémie; dans 3 autres cas il resta une légère déviation, et chez un malade atteint de suppuration prolongée il y eut une récidive qui fut guérie par une ostéoclasie manuelle dans le cal même; on doit noter que Billroth, au début, n'employait pas le pansement de Lister.

La statistique de Macewen porte sur 557 cas, dont 367 pour genu valgum, 3 morts seulement; l'auteur accuse comme cause de cette terminaison funeste des maladies inter currentes. Il n'y a eu suppuration que dans 8 cas.

Beckel, dans un rapport présenté à l'Académie, relève 226 cas d'ostéotomie pour genu valgum; 5 morts, ostéomyélite dans 1 cas avec arthrite suppurée, qui guérit au bout de 8 mois avec une ankylose incomplète (Weil), 1 paralysie passagère du sciatique poplité externe, 5 ankyloses du genou (Weil), 3 arthrites suppurées graves, 1 résultat nul (Jones).

Cette statistique démontre notre assertion exprimée plus haut, à savoir que ces accidents redoutables condamnent une telle intervention pour un simple genu valgum. Cette méthode est précise et générale, mais d'une gravité trop grande eu égard aux inconvénients de l'affection.

---

# CHAPITRE II

## NOUVEAU PROCÉDÉ

Le nouveau procédé que nous venons exposer ici réalise un idéal de la chirurgie conservatrice ; il produit le redressement du genu valgum avec le minimum de lésion possible. Au lieu d'opérer un peu au hasard en agissant brutalement sur l'articulation du genou et d'obtenir le redressement au prix de désordres variés et quelquefois déplorables, tels que l'entorse articulaire, arrachement ou déchirure des ligaments, décollement du périoste, disjonction des cartilages épiphysaires avec enfoncement et tassement des extrémités osseuses ; au lieu d'une fracture compliquée de plaie à foyer accessible à l'air et aux miasmes ; par le procédé que nous préconisons, on redresse les cagneux *avec une précision mathématique, en produisant une fracture simple, incomplète, transversale, juxta-articulaire, sans déchirure du périoste, sans lésions des parties molles et surtout sans agir sur l'articulation.* Ce dernier avantage rend la méthode applicable à tous les cas, quels que soient l'âge et le degré de résistance osseuse. Comme la lésion est sûrement toujours la même ; comme elle est d'une extrême simplicité, l'innocuité du redressement est absolue et la durée du traitement est considérablement abrégée.

Pour obtenir ce résultat, je me sers d'un appareil spécial que je vais d'abord exposer et expliquer en détail ; après quoi je donnerai les résultats de mes expériences sur le cadavre et sur le vivant, assez nombreuses pour nous permettre de justifier nos conclusions.

Mais ce n'est pas tout : Nous avons énuméré plus haut les conditions essentielles que devait réaliser l'ostéoclasie en général pour devenir une méthode vraiment scientifique. Nous avons dit qu'il ne fallait pas seulement avoir la possibilité de casser un os, — la seule condition qu'on a pu réaliser jusqu'ici, — mais de briser cet os dans un endroit précis, quel que soit le point d'élection dans la diaphyse ou l'épiphyse; et, bien plus, pouvoir déterminer le degré et le sens de la fracture, sculpter son os en quelque sorte sans nuire en rien aux parties molles enveloppantes. On n'a rien fait de tout cela, avons-nous dit : eh bien ! nous avons tenu à honneur de mettre aux mains des chirurgiens un appareil qui réalise toutes ces conditions, à un tel point, qu'appliqué à la jambe il est possible, avec son aide, de briser à volonté, avec une précision mathématique, ou le tibia seul ou le peroné, ou les deux os à la fois au même niveau. Notre appareil est donc applicable au redressement des courbures rachitiques et des fractures vicieusement consolidées ; seulement nous n'avons eu jusqu'ici l'occasion de redresser que des genua valga et notre travail ne porte que sur leur traitement.

## DESCRIPTION DE L'APPAREIL ET MANUEL OPÉRATOIRE

L'appareil — représenté ci-contre — se compose d'une planche, de deux colliers d'acier, d'une gouttière du même métal, d'un collier de cuir et d'un levier.

La planche est destinée à recevoir la cuisse : elle doit se placer sur une table quelconque dans une position inclinée de haut en bas et d'arrière en avant, de manière que le fémur repose dans toute sa longueur ; le malade étant dans le décubitus dorsal. Cette disposition est absolument nécessaire, car autrement il se produirait un mouvement de rotation de la cuisse en dehors au moment de l'opération et la fracture serait oblique, ce qu'il ne faut pas.

La partie postérieure de la planche est brisée, on a ainsi une planche de différentes longueurs ; on rabat la partie brisée en-dessous si la cuisse est courte ou de moyenne grandeur ; autrement on la tient relevée et la planche est prolongée d'autant ; il faut avoir soin de caler la partie postérieure avec un objet quelconque ; l'échancrure arrondie est destinée à recevoir la fesse.

On place sur la planche une lame de cuir qui déborde en avant et en arrière ; en arrière, pour amortir les angles de la partie brisée ; en avant, pour servir de point d'appui au collier de cuir, et éviter les tiraillements de la peau au moment de la flexion osseuse.

La gouttière d'acier est également recouverte, en de-

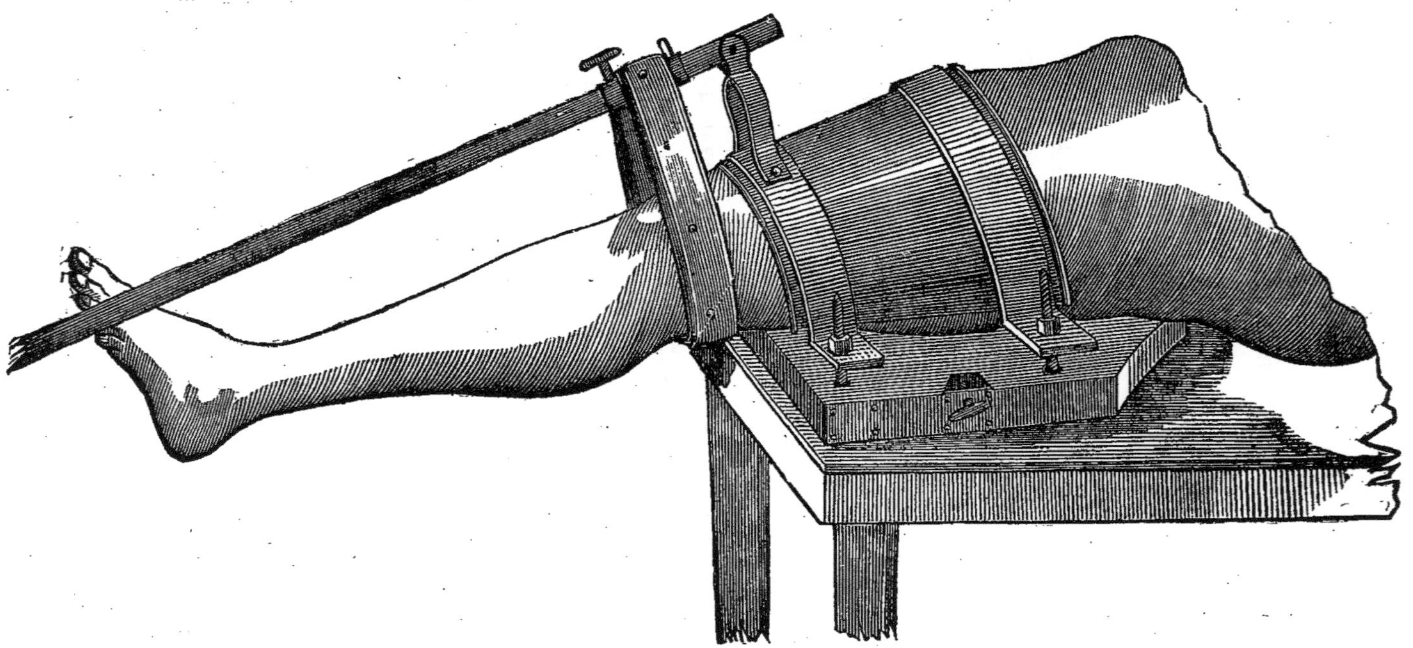

Vue générale de l'appareil. — Manière de le disposer.

dans, d'une lame de cuir ; elle embrasse la cuisse ; elle ne doit pas être trop incurvée, ce qui nuirait à l'expansion des parties molles, et emprisonnerait trop strictement le membre.

Les demi-colliers d'acier sont destinés à immobiliser complètement la cuisse en pressant sur la gouttière ; quatre écrous les relient à la planche.

Une manivelle creuse permet de serrer rapidement les écrous.

Je dois particulièrement insister sur un point qui est absolument nécessaire, et qu'on aura trop de tendance à négliger, je veux parler de la précaution qu'il faut avoir de serrer vigoureusement pour obtenir le résultat précis, mathématique que j'indiquais tout à l'heure. C'est absolument essentiel ; la chose n'est nullement dangereuse, et quelle que soit la pression qu'on exerce ainsi, elle n'égalera jamais celle qui résultera du choc nécessaire pour briser l'os. Lorsqu'on serre fortement l'appareil, il se produit un aplatissement de la cuisse ; la masse des parties molles reflue de chaque côté, entraînant le nerf sciatique et l'artère, qui se portent toujours en dedans. Ces organes ne sont donc ni tiraillés ni comprimés.

Une autre recommandation, non moins importante, est d'avoir la précaution, avant de serrer, de tenir la jambe dans l'extension sur la cuisse ; cette manœuvre est destinée à empêcher le tiraillement de la peau au moment de l'opération.

Le collier de cuir se place sur les condyles fémoraux ; ses extrémités percées de trous garnis d'œillets se fixent sur le curseur du levier ; il faut que ce collier soit toujours le plus court possible, que le levier prêt à fonctionner soit très rapproché de la rotule.

Grâce à la disposition anatomique du fémur, le paquet vasculo-nerveux échappe encore à la pression du collier de cuir ; il se loge dans l'espace inter-condylien.

En soulevant avec effort le levier en haut comme pour produire la fracture, j'ai constaté que malgré la pression d'une force de cent vingt kilogrammes, celle à peu près nécessaire pour briser l'os, l'artère poplitée était encore perméable.

Après avoir établi ainsi chaque pièce de l'appareil, il faut rapidement saisir le levier et imprimer la secousse continue pendant quelques secondes, plutôt que brusque, car le chirurgien serait exposé à dépasser le point nécessaire d'incurvation et à déterminer une fracture complète, ce qu'il ne faut pas. Ainsi la fracture étant produite telle qu'on la désire et au point voulu, il faut rapidement dégager le membre. On peut le faire par le moyen d'un mécanisme très simple ; il suffit de tourner la vis placée sur la partie latérale droite de la planche et d'un seul coup, la jambe est libérée.

On peut comparer l'appareil à un étau et l'os à fracturer à un bâton serré dans cet étau. Si l'on dévie fortement le bâton, il se brise toujours nettement près de l'étau, là où il est serré, d'autant plus sûrement à ce point que la partie libre du bâton est plus courte et mieux maintenue. Il en est de même de notre ostéoclaste : gouttière et cercles d'acier fixent complètement le fémur ; il est impossible que l'os se brise dans cette partie aussi rigoureusement maintenue ; le collier de cuir pouvant se placer aussi près de la gouttière que l'on veut et maintenant la partie de l'os sur laquelle il agit, l'os évidemment ne peut se fracturer que dans la partie située entre le collier redresseur et la gouttière : il se brise toujours au niveau du premier collier d'acier.

Aussi, grâce à cette disposition, le point de la fracture est absolument mathématique, et il en résulte que l'on peut produire avec autant de facilité une fracture dans l'épiphyse que dans la diaphyse : il suffit d'avoir un point d'appui de quelques centimètres sur l'extrémité de l'os à briser. On peut aussi briser le fémur à son extrémité inférieure aussi près de l'articulation que l'on veut, en prenant un point d'appui sur les condyles et sans agir en rien sur l'articulation.

Cette dernière condition était évidemment pour nous le point capital. Nous ne devions absolument pas, ni tirailler, ni à plus forte raison arracher les ligaments de l'articulation du genou. C'était l'écueil de la méthode du redressement brusque ; nous devions absolument l'éviter. Nous l'avons aussi bien évité que possible et nous avons répété souvent l'expérience d'opérer une fracture juxta-articulaire de l'extrémité inférieure du fémur, après avoir désarticulé le genou. Ainsi est réalisée une des conditions du problème de l'ostéoclasie scientifique : possibilité de faire une fracture, ou dans la diaphyse ou dans l'épiphyse, là où l'on veut.

Mais ce n'est pas tout : cette fracture doit être complète ou incomplète, avons-nous dit. Comme le levier de notre appareil n'est en quelque sorte que le prolongement de l'os à briser, on peut graduer sa force, en apprécier et limiter l'effort : alors rien de plus facile que de réaliser cette donnée.

Le premier choc détermine toujours une simple félure postérieure, incomplète ou complète à volonté.

Il faut cependant dire qu'à partir de quarante-cinq à cinquante ans, nous n'avons que rarement pu obtenir des fractures incomplètes, mais nous avons jugé la chose de peu d'importance.

Que nos fractures soient complètes ou incomplètes, elles sont toujours entièrement sous-périostées au-dessous de cet âge ; jamais la moindre esquille, toujours elles sont produites avec la plus grande netteté.

En disposant l'appareil comme nous venons de l'indiquer, la fracture est transversale ; si on voulait la produire oblique, il faudrait très peu serrer le membre et l'os se briserait dans le sens oblique d'avant en arrière et de haut en bas en un point correspondant au milieu de la gouttière.

Ainsi est résolu d'une manière générale le problème de l'ostéoclasie tel que nous l'avons posé. Nous donnons le moyen sûr de briser un os avec une précision et une innocuité absolues ; on peut en quelque sorte sculpter l'os en un point quelconque puisque non-seulement le siège, mais encore le sens de la fracture ne dépendent plus que de la volonté seule du chirurgien.

J'ai fait un très-grand nombre d'expériences sur le cadavre, sans parler de celles qui ont servi à essayer les différents appareils que j'ai dû construire, et Dieu sait combien de fois j'ai dû recommencer pour arriver à des résultats certains.

J'ai eu l'honneur de présenter ces pièces cadavériques à la *Société des sciences médicales*, où l'on a pu constater des fractures faites à tous les points du fémur jusque dans l'articulation même du genou ; fractures entièrement sous-périostées, transversales ou obliques, montrant, comme l'établit le compte-rendu de la séance « avec quelle facilité et quelle netteté on produit des fractures avec l'instrument. Ces pièces anatomiques sont fort éloquentes. »

Néanmoins, à la *Société nationale de Médecine*, on m'a fait deux objections, dont je dois dire un mot :

M. Ollier, après s'être élevé contre l'abus qu'on fait à l'étranger de l'ostéotomie pour le redressement du genu valgum et des ankyloses, s'exprimait ainsi (*Lyon médical* n· 14, 1882) :

« L'appareil de M. Robin est très précis. Il doit se produire à la suite de son emploi et du redressement qu'il permet un angle d'écartement ; c'est précisément cet angle dont les ostéotomistes se sont préoccupés et prévalus pour pratiquer la résection d'un fragment cunéiforme et avoir deux surfaces osseuses exactement affrontées. »

Je répondais à cette objection :

« En fracturant sur le cadavre une jambe normale et en la plaçant ensuite en genu valgum, on produit un angle d'écartement comparable à celui qui doit se produire sur un genu valgum redressé ; le périoste, dans ce cas, n'est pas rompu et forme une manchette continue autour du foyer de la fracture ; c'est lui probablement qui suffit à combler le vide et à assurer la parfaite consolidation. »

En tout cas, le périoste serait-il déchiré comme la chose a eu lieu très probablement, chez la malade de notre cinquième observation, la consolidation n'a pas été entravée.

Une autre objection encore : Avec notre appareil, nous produisons la fracture d'avant en arrière ; il semblerait plus naturel de briser l'os dans le sens du redressement de dehors en dedans. Je ferai remarquer, à ce sujet, que le fémur est aplati d'avant en arrière, que la fracture produite dans le sens de sa plus grande largeur a de graves inconvénients, car le tissu osseux est toujours tassé ou enfoncé à la partie interne, la fracture est esquilleuse et le traumatisme plus violent, tandis qu'en brisant l'os dans le sens que j'indique, *la fracture est toujours nette*.

## SOINS CONSÉCUTIFS A L'OPÉRATION

Il nous semble nécessaire, avant d'exposer les résultats de l'application clinique de notre appareil, de donner quelques renseignements sur les soins consécutifs propres à mener l'opération à bonne fin.

Dans le principe, nous faisions le redressement immédiat ; il y avait quelques inconvénients. M. Mollière a eu la pensée de procéder comme Nusbaüm le fait dans l'ostéotomie : redresser le membre quelques jours après l'opération. A cette fin, on moule, quelques jours avant l'ostéoclasie, une gouttière de plâtre sur le membre à fracturer, et, les fractures produites, on remet le malade dans la gouttière, préalablement séchée et durcie ; ce n'est que huit jours après, lorsque le cal est déjà solide et néanmoins encore très malléable, que l'on complète la fracture et que l'on opère le redressement définitif.

On retire de ce modus faciendi un triple avantage :

1° La durée de l'opération pour l'ostéoclasie est abrégée de tout le temps nécessaire à la confection des bandages plâtrés.

2° La machine ne produit qu'une simple félure postérieure et transversale, sans lésion du périoste ni des parties molles ; or, le redressement immédiat entraînait forcément un certain degré de décollement périostal et nécessitait la totalité de la fracture ; l'opération était alors suivie, les deux ou trois premiers jours, d'un peu de douleur, de gonflement, voire même d'hydarthrose du genou.

Eh bien ! aucun de ces symptômes de réaction locale ne survient, si les manœuvres de redressement immédiat ne viennent pas augmenter la grande simplicité du traumatisme produit par l'appareil. C'est ce que nous avons constaté chez tous les malades redressés tardivement ; de plus, chez ceux-ci, après consolidation, on ne constate pas traces de cal.

3° Enfin, le redressement tardif met complètement à couvert, ce qui est plus important, contre l'accident arrivé à un de nos malades, un chevauchement léger des fragments osseux de la fracture. (Obs. II).

Ainsi, le redressement éloigné qui nous a été conseillé par M. Mollière écarte tout danger, et si l'on veut se conformer à toutes les prescriptions que nous avons pu établir après bien des tâtonnements laborieux, nous pouvons affirmer le succès sûr et complet.

---

# CHAPITRE III

## OBSERVATIONS CLINIQUES [1]

Comme la différence est assez sensible au point de vue de l'innocuité entre les malades redressés immédiatement et les malades redressés tardivement, je diviserai mes observations en deux groupes distincts; de là deux paragraphes :

### § 1. — MALADES GUÉRIS PAR REDRESSEMENT IMMÉDIAT

#### Observation I

(SERVICE DE M. MOLLIÈRE)

G..., demeurant à Saint-Clair (Lyon), dix-sept ans. Pas d'antécédent héréditaire. A l'âge de quatre ans, les parents du malade remarquèrent chez lui une déviation des deux genoux ; comme celle-ci était très-peu accusée, ils ne songèrent pas à s'adresser à un homme de l'art. Mais à l'âge

(1) Les quatre premières observations ont été publiées dans le *Lyon Médical* (Avril 1882).

de sept ans, comme les genoux s'étaient portés de plus en plus en dedans, on leur conseilla d'avoir recours à M. Laroyenne, chirurgien-major de la Charité de Lyon. La famille était relativement aisée. M. Laroyenne fit faire par M. Blanc un bandage orthopédique. Le malade porta cet appareil jour et nuit pendant quatre mois ; les deux genoux étaient immobilisés. Comme le malade souffrait, on le reconduisit chez M. Laroyenne qui permit d'enlever les tuteurs pendant le sommeil, à la condition expresse de ne jamais marcher sans eux. Ce conseil fut suivi de point en point pendant deux ans. Mais il ne se produisait pas d'amélioration sensible ; les parents, lassés, abandonnèrent chirurgien et appareil et laissèrent l'enfant marcher librement ; la marche n'était d'ailleurs pas pénible. Il y a deux ans, il fut placé chez un teinturier, sa profession nécessitait une station debout ; l'affection, restée jusqu'alors stationnaire, fit des progrès rapides ; la marche devint douloureuse, bientôt le malade ne put fournir une course d'un demi-kilomètre : il vint alors à l'hôpital, salle Saint-Joseph, dans le service de M. Mollière. On constate à son entrée un genu valgum double ; déviation intermalléolaire de 25 cent., 11 à gauche et 14 à droite. On ne trouva pas ailleurs de trace de rachitisme ; la santé générale est bonne, le sujet est vigoureux, d'une taille au-dessus de la moyenne, d'une musculature puissante.

M. Mollière fait à deux reprises différentes des tentatives de redressement forcé ; malgré l'habileté chirurgicale bien connue de notre excellent maître et la force musculaire dont il est doué, les manœuvres restent infructueuses.

Le 27 décembre, le malade fut ostéoclasié ; l'appareil est d'abord appliqué au membre droit, qui reste dans sa situation ordinaire après la production de la fracture ; il faut un certain effort pour obtenir le redressement. Pour la jambe gauche, après l'enlèvement de l'appareil, M. Mollière croit un moment à l'absence de fracture, tellement elle est sous-périostée et incomplète. Pas de traces d'ecchymoses, ni de sugillation, pas la moindre contusion des parties molles. On avait avant l'opération marqué d'un trait de plume, à deux travers de doigt au-dessus de l'articulation du genou, le point où devait se produire la fracture ; on constate que celle-ci a été faite à l'endroit précis. Les deux jambes redressées sont mises en appareils plâtrés.

28 décembre. Pendant la nuit, le bandage du côté gauche s'est rompu, le malade a souffert ; de ce côté il y a du gonflement, un peu d'hydarthrose ; ces deux symptômes sont à peine appréciables à gauche. Température. 37,4.

29 décembre. Le malade a reposé la nuit, il ne souffre plus.

Dans la suite, tout s'est passé le plus simplement du monde; le gonflement a vite disparu, et la douleur de même.

Le 27 janvier, 30 jours après l'opération, on enlève l'appareil plâtré ; la consolidation est complète, le malade peut se tenir debout ; il y a un peu de raideur dans les articulations du genou. Trois jours après, le malade fait quelques pas au-devant de son lit.

A partir de ce moment, il marche de mieux en mieux. Il peut venir lui-même à la séance de la Société des sciences médicales au 43e jour de son opération.

Au point de vue esthétique, le redressement est parfait ; il ne l'est pas moins au point de vue physiologique. Je viens de revoir le jeune homme à l'établissement de teinturerie où il est employé à soulever et transporter les plus lourds fardeaux ; il n'est nullement incommodé ; ses genoux n'ont plus de roideur, depuis fort longtemps, et jamais il n'a plus ressenti, qu'il ait forcé la marche ou non, de ces douleurs qui, avant l'opération, lui rendaient la vie si pénible et le mettaient dans l'impossibilité de continuer sa profession.

## Observation II

(SERVICE DE M. MOLLIÈRE)

Antoine Sutty, seize ans, né à Cours (Rhône), rattacheur de coton. Le malade n'a aucun antécédent, ni héréditaire, ni pathologique, autre que son affection. Autant qu'il puisse se souvenir, il avait les genoux en dedans très accusés jusqu'à l'âge de sept ans ; à ce moment on l'avait placé dans une filature de coton, où il se tenait debout. Son affection s'accusa de plus en plus ; ses parents, inquiets de son état, consultèrent un médecin qui conseilla l'application de deux tuteurs. Ce ne fut pas l'avis des rebouteurs, dont l'un, accusant la faiblesse du malade comme cause de l'affection, lui fit prendre des bains où entraient des substances amères, entre autres du quinquina. Un autre voulait exercer des manœuvres violentes, mais elles furent refusées. On fit sortir l'enfant de la filature, et l'affection resta stationnaire pendant quelque temps. Vers l'âge de douze ans, il eut des douleurs du côté des articulations du genou, la difformité fit des progrès, à quinze ans la marche devint très pénible. Un nouveau rebouteur, consulté, envoya le malade à l'Hôtel-Dieu de Lyon, où il entra le 19 avril 1881.

Genu valgum très accusé surtout à droite ; distance des deux malléoles, 33 cent.; écart de la malléole droite d'une ligne verticale, moyenne 19 ; de la gauche, 14 cent. On ne découvre ailleurs aucune trace de rachitisme ; la constitution du malade est bonne, il est vigoureux eu égard à son âge. Quelques jours après son entrée, M. Mollière fait une tentative de redressement forcé, mais rien ne cède ; il répète les mêmes mouvements un peu plus tard sans plus de succès.

J'étais parvenu à obtenir des fractures du fémur à volonté sur le cadavre.

Le 25 décembre, M. Mollière me permet de faire l'application de l'appareil.

Pour la première fois sur le vivant, avec beaucoup d'émotion, je détermine l'effort nécessaire pour briser l'os ; mais un contre-temps fâcheux survient : le collier de cuir, insuffisant, cède au lieu du fémur ; une seconde application, mieux dirigée, a lieu avec succès complet.

Fracture au-dessus des condyles au point précis marqué d'avance. La fracture est incomplète ; mais, au lieu de placer le membre redressé immédiatement en appareil plâtré, on l'a confié à un aide pendant la seconde application. A ce moment, le malade sortant du sommeil anesthésique s'agite dans des mouvements désordonnés, il se produit une rupture du périoste et un déplacement au niveau de la fracture. Après avoir obtenu une fracture à gauche, il faut un certain effort pour opérer le redressement, car la fracture est incomplète.

Aucune ecchymose ni sugillation, pas de traces de contusion des parties molles.

Bandage plâtré immédiat. Le soir, le malade a quelques soubresauts des tendons ; il souffre. Incision du bandage plâtré qui soulage le malade. Il y a un peu de gonflement à droite ; il y a de l'hydarthrose. Rien à gauche.

26 décembre. Le malade se plaint de soubresauts, mais de la jambe droite seulement. Température, 37,5.

27. Sommeil calme pendant la nuit, plus de douleurs ni de soubresauts.

29. Le gonflement a disparu. Le malade ne souffre pas.

Le 43e jour de l'opération, on enlève l'appareil plâtré ; la consolidation est complète à gauche. A droite, il y a un peu de chevauchement des fragments, la consolidation est imparfaite. On remet le malade dans une gouttière.

Le 58e jour, le malade peut se tenir debout. On constate un raccourcissement d'un demi-centimètre du côté où a eu lieu l'accident dont nous avons parlé.

Le malade ne boîte pas en marchant, il peut quitter la salle et se promener au dehors à l'aide d'une canne.

Le malade est sorti de l'hôpital, marchant librement,

sans difficulté ; il peut fournir les plus longues courses. Le résultat ne laisse rien à désirer au point de vue physiologique. Nous aurions pu réussir aussi bien pour la perfection des formes en employant le redressement tardif, mais nous n'y avions pas encore songé.

## Observation III

(SERVICE DE M. MOLLIÈRE)

Marie Monnet, née à Beaurepaire (Isère), 17 ans.

Cette jeune fille, douée d'une constitution très-robuste, n'offre pas d'antécédents héréditaires ; elle n'a pas fait d'autre maladie qu'une fièvre typhoïde il y a deux ans.

Il y a un an, elle se blessa le genou gauche dans une chute ; elle entendit un craquement et ressentit dans cette articulation une violente douleur telle qu'elle en perdit connaissance. Une hydarthrose rapidement guérie suivit le traumatisme ; la malade alitée quelque temps put bientôt marcher ; elle ne ressentit de ce côté qu'un peu de faiblesse. Mais peu à peu la jambe se déjeta en dehors. Le 16 janvier 1882, elle entre à l'hôpital, salle Saint-Paul, dans le service de M. D. Mollière.

Etat actuel : Le condyle interne est plus volumineux que celui du côté sain. Écartement malléolaire de 12 cent. de la ligne médiane. Si l'on place un cordon tendu du grand trochanter à la malléole externe, la flèche mesure 6 cent.

Lorsqu'on imprime des secousses à la jambe dans l'extension, on produit dans le genou des mouvements de latéralité assez étendus : le même symptôme existe du côté sain, mais moins accusé. Le mouvement d'extension dépasse la ligne droite ; dans cette situation, la jambe forme avec la cuisse un angle ouvert en avant.

La marche est pénible et la fatigue survient très-vite. Claudication. Comme conséquence, déviation du bassin, courbure compensatrice de la colonne vertébrale au moment de la marche.

Le 25 janvier, la jambe est opérée. La difficulté existait du côté du volume énorme de la cuisse, c'est à peine si l'on peut faire entrer les colliers d'acier. Il y a tassement considérable des parties molles qui refluent de chaque côté de l'appareil. Il faut développer une force plus considérable que chez les autres malades pour obtenir la fracture. Celle-ci opérée, on constate sa situation précise au point marqué ; il est impossible de trouver des traces de contusion ; la jambe redressée est placée immédiatement en bandage plâtré.

26 janvier. La malade a été agitée un peu la nuit ; elle sent quelque élancement du côté du genou ; il y a un léger gonflement. La température est normale.

27. La malade a bien dormi ; elle ne souffre plus. On constate un peu d'hydarthrose du genou.

6 février. Le séjour au lit a fait maigrir la malade ; son bandage devient trop grand ; il y a commencement de consolidation ; il n'y a plus ni gonflement ni hydarthrose. La rectitude est parfaite. On comble le vide du bandage au moyen de coton et on maintient le tout par un simple bandage roulé.

2 mars. La consolidation est complète, la malade peut se tenir sur sa jambe ; comme il existe encore quelques mouvements de latéralité, on la remet dans son bandage.

Cette malade présente au point de vue pathogénique un certain intérêt. On constate chez elle une laxité primitive des ligaments ; le genu valgum est probablement consécutif à cette faiblesse originelle exagérée par la chute et peut-être par un arrachement ligamenteux au moment de l'accident. Etant données ces conditions de faiblesse ligamenteuse, il ne fallait pas songer au redressement brusque : l'opération aurait été évidemment dangereuse. On aurait pu faire porter à la malade un tuteur dont elle eût dû se charger sa vie durant pour éviter une aggravation de son état. La malade ne marche pas encore, mais elle est redressée ; le repos et l'immobilisation prolongée ont diminué considérablement le mouvement de latéralité dû à l'arrachement accidentel antérieur. C'est encore un succès : tout porte à croire qu'il sera complet. Nous lui aurons procuré double avantage : une marche rectifiée et un bassin libre.

C'est ainsi que nous avions apprécié le résultat de notre opération chez cette malade dans le *Lyon-Médical*.

Il lui est arrivé depuis un accident fortuit qui a retardé beaucoup sa guérison : Elle se promenait depuis quelques jours dans la salle et se disposait à partir, lorsque, dans une chute malheureuse, elle s'est fracturé de nouveau la cuisse, ce qui a nécessité un nouveau séjour au lit de 48 jours; il est vrai que la consolidation s'est bien faite et la malade a quitté l'hôpital guérie, mais conservant encore un peu de roideur dans l'articulation du genou.

## Observation IV

(SERVICE DE M. FOCHIER)

Marie M..., douze ans, née à Lyon, tisseuse. Pas d'antécédents morbides. On doit noter comme détail intéressant qu'un des frères de la malade a été cagneux également vers l'âge de trois ans et a été guéri par l'usage d'appareils tuteurs.

Il y a deux ans, notre malade fit une chute sur le genou gauche. A la suite de l'accident, elle ressentit, pendant un mois, des douleurs dans cette jointure, sans néanmoins cesser de marcher. Peu à peu la jambe s'est déjetée en dehors et bientôt l'autre jambe a subi la même déformation.

On consulta un rebouteur, grand partisan des pommades ; on lui en fit appliquer un grand nombre des plus diverses. C'est l'unique traitement qu'elle a suivi. Le 22 janvier 1882, elle entre dans le service de M. Fochier, chirurgien en chef de la Charité.

La santé générale de la malade est excellente, elle est bien au-dessus de la moyenne pour la taille. Elle a douze ans, elle paraît en avoir quatorze. Aucune déformation osseuse nulle part, excepté aux deux genoux ; les condyles internes sont manifestement hypertrophiés. Pas de mouvements de latéralité dans l'articulation. On constate une exagération du côté du mouvement d'extension.

La mensuration donne un écartement de 18 cent. entre les deux malléoles : 10 cent. pour la jambe gauche et 8 pour la droite.

Actuellement, la malade ne souffre pas en marchant, mais elle se fatigue vite.

Le 19 janvier, on opère le redressement par le moyen des des deux fractures sus-condyliennes, comme nous l'avons indiqué dans le manuel opératoire.

On commence par la jambe gauche. Après avoir obtenu la fracture, on enlève rapidement l'appareil, on constate alors l'existence de la fracture au point déterminé sans trace de contusion ; la jambe reste dans sa situation antérieure. La fracture est complète ; on n'est pas obligé de la maintenir avec beaucoup de soin, tandis qu'on procède à la fracture de la jambe droite. On ne constate aucune trace de contusion des parties molles. Il en est de même pour la jambe droite : on place immédiatement un appareil plâtré.

20 janvier. La malade s'étant trouvée dans une mauvaise situation, elle a souffert de la pression trop grande du bandage entre les cuisses ; elle ne se plaint que très-peu au niveau de ses deux fractures. On ne constate aucune élévation de température. Il y a peu de gonflement.

21 janvier. Bon sommeil ; la malade ne souffre plus, bien que très-nerveuse.

29 janvier. On procède à l'ablation du premier appareil plâtré ; on ne constate aucune lésion des parties molles, aucun chevauchement des fragments osseux ; tout gonflement, toute hydarthrose a disparu.

Le 24 février. 35e jour de la fracture, on sent un angle rentrant au niveau de la fracture, mais pas de saillie du cal. Il y a un peu de raideur articulaire.

Le 41e jour, la malade se tient debout et fait ses premiers pas.

Ils sont fort irréguliers, par suite du changement dans les conditions de la marche établi par la rectitude des jambes ; en effet, la malade à chaque pas jette la jambe croisée au-devant de l'autre et s'entrave ; elle aura besoin, comme tous nos autres malades guéris avant elle, d'une éducation nouvelle pour marcher librement avec des jambes droites. Comme, chez elle, les parties molles enveloppantes sont moins considérables que chez nos autres malades, les saillies osseuses frappent davantage, elles sont plus apparentes et, par là même, la perfection de la forme semble moins gardée. Cet inconvénient disparaîtra par la croissance et le développement ultérieur, la jambe droite a été un peu trop redressée. Quoiqu'il en soit, notre malade a marché au 41e jour de son opération.

## Observation V

(SERVICE DE M. PONCET, *à l'hôpital de la Croix-Rousse*).

Recueillie par M. Déporte, interne du service

Eck Cunégonde, née à Veyr (Bavière), demeurant à Lyon, domestique, âgée de 37 ans, entrée le 26 janvier 1881.

La malade n'a plus ses parents, mais elle a des frères et des sœurs qui se portent bien. Elle a habité la campagne jusqu'à l'âge de 22 ans. Elle a marché dit-elle, à l'âge de neuf mois. A toujours eu une bonne santé jusqu'à l'âge de 15 ans et n'a jamais eu de symptômes de rachitisme ou de scrofule. Réglée à 19 ans, elle n'a pas eu de troubles menstruels ; elle a eu un enfant, qui est mort de convulsions. A 15 ans, elle commença à ressentir des douleurs dans le genou gauche ; elle les attribuait aux marches prolongées qu'exigeait sa profession. Ces douleurs se faisaient sentir continuellement, puis la jambe gauche commença à se porter en dehors. Cette déviation alla toujours en augmentant.

A 22 ans elle entra à l'Hôtel-Dieu dans le service de M. Létiévant, où elle resta cinq mois ; on lui fit des bandages silicatés, elle sortit considérablement améliorée ; elle porta un appareil orthopédique pendant un certain temps et finit par le quitter. A partir de ce moment la déviation se reproduisit.

Actuellement la rotule gauche est très saillante et paraît un peu rejetée en dehors ; elle jouit de tous ses mouvements. Le genou forme un angle très considérable ouvert en dehors ; l'écartement des deux malléoles lorsque les genoux se touchent est de 17 centimètres. Le condyle interne du fémur paraît un peu plus volumineux qu'à l'état normal. La circonférence du genou gauche est légèrement plus grande que celle du côté opposé.

Quand on lui fait exécuter des mouvements, ceux d'extension se font bien, ceux de flexion se font aussi, mais ils sont incomplets et la jambe ne peut pas, comme celle du côté opposé, aller toucher la cuisse. Il existe des mouvements de latéralité assez prononcés. La marche ou la station debout sont douloureuses. Pour se maintenir droite, sans fatigue, la malade prend un point d'appui sur le genou opposé ; on voit une plaque noire au point où se fait le frottement.

L'état général est bon.

Traitement : bandage silicaté, application de l'appareil d'Hortolès pour le redressement lent.

10 avril. l'appareil est enlevé, l'amélioration est peu appréciable et les mouvements de latéralité sont plus étendus.

20 avril. Application de l'ostéoclaste, fracture nette à 3 ou 4 cent. au-dessus de la rotule, sans aucune complication, redressement immédiat, bandage silicaté, traction continue.

Je viens de voir cette malade, elle se lève et marche, la consolidation est complète, le cal est volumineux, il y a encore,dans l'articulation, de la raideur qui ne tardera pas à disparaître.

Mais on constate des mouvements de latéralité très-étendus, au point de reproduire un certain degré de déviation de la jambe en dehors, lorsque la malade se reporte sur cette jambe. Il est à supposer qu'ainsi le résultat ne sera jamais complet. Il ne faut pas évidemment nous en attribuer la cause, mais aux manœuvres antérieures de redressement à l'aide de bandages ou par l'appareil de M. Hortolès.

La faute en est surtout à ce dernier.

Notre appareil pouvait sûrement ne pas augmenter la la laxité articulaire, mais il ne pouvait rien contre elle.

## Observation VI

(SERVICE DE M. MOLLIÈRE)

Marie Chabrillat, 27 ans, lingère, demeurant à Lyon. La malade a perdu en bas âge son père et sa mère. Elle n'a pas d'ancédent morbide. Cagneuse depuis l'âge de 3 ans, elle a eu à deux époques de sa vie des périodes où la marche lui était absolument impossible à cause des douleurs ressenties dans les deux genoux. A 15 ans, elle est restée 6 mois sans pouvoir faire un pas d'elle-même, on était obligé de la porter ; alors l'affection fit des progrès rapides ; elle eut quelques mois de rémission pendant lesquels elle put marcher sans trop souffrir, puis sans cause appréciable, elle retomba dans la situation précédente ; guérie de de nouveau, elle a pu marcher, mais toujours très difficilement.

Ayant appris qu'on opérait fréquemment des cagneux à la Charité par le redressement brusque, elle s'était présentée à la consultation de cet hôpital, où on lui conseilla de porter des appareils tuteurs ; elle n'en fit rien.

Le 1er avril 1881 elle entre dans le service de M. Mollière à l'Hôtel-Dieu.

Genu valgum double ; pas d'autre déformation, hypertrophie du condyle interne, un peu de mouvement de latéralité dans les articulations du genou, déviation très considérable des deux jambes en dehors ; longueur de la jambe 33 cent. seulement, et 16 cent. à gauche.

La marche est aussi disgracieuse que la difformité est considérable.

Le 6 avril, ostéoclasie des deux jambes, les os sont assez friables, il faut déployer très-peu de force pour fracturer ; redressement immédiat et bandage plâtré. Comme toujours la fracture siège au point déterminé d'avance, à trois travers de doigt au-dessus de la rotule. Pas de contusion.

7 avril. — Un peu de gonflement, légère douleur et hydarthrose, surtout du côté droit. Température normale.

9 avril. — Tout gonflement et toute douleur ont disparu.

19 mai. — Le troisième jour de l'opération on enlève l'appareil plâtré : la consolidation est complète à gauche ; à droite la fracture n'est pas entièrement consolidée.

30 juin. — Consolidation parfaite de la jambe droite. La malade se tient debout ; mais il y a une raideur assez marquée du genou droit. Les mouvements imprimés aux jointures sont très-douloureux.

Aujourd'hui, 6 juillet, la malade commence à faire quelques pas autour de son lit, elle apprend à marcher avec des jambes redressées ; tout fait prévoir un succès parfait.

Comme la difformité était très-considérable la courbure de compensation est d'autant accusée ; de sorte que les cuisses sont arquées en dedans.

Cette observation est pour nous de la plus grande importance, si l'on considère que la malade a vingt-sept ans, et que la déviation des jambes était extrême.

## § 2. — MALADES GUÉRIS PAR REDRESSEMENT TARDIF

En lisant les observations de notre premier paragraphe on a pu noter l'existence de quelques symptômes de réaction locale, douleur, gonflement, hydarthrose et consécutivement un peu de roideur des genoux après la consolidation de la fracture. Il ne fallait pas tant les attribuer au traumatisme de l'appareil qu'au redressement immédiat lui-même, comme on va pouvoir en juger par les observations suivantes. (1)

### Observation VII

(SERVICE DE M. MOLLIÈRE)

Antoine Rapillard, de Sanbrenas (Ain), seize ans, travaille à l'extraction des pierres à bâtir. Pas d'antécédent héréditaire

(1) On a émis beaucoup d'hypothèses pour expliquer la présence de l'hydarthrose du genou dans les fractures du fémur ; désormais on ne pourra pas invoquer le traumatisme de l'articulation, ni l'inflammation articulaire par propagation de l'ostéite. Mais il faudra considérer l'hydarthrose comme un symptôme accompagnant le gonflement, comme une simple infiltration articulaire.

ou morbide. Constitution robuste. Taille à son entrée : un mètre soixante-douze centimètres. Le malade est cagneux depuis l'âge de trois ans. Son affection est restée longtemps stationnaire ; mais, depuis cinq mois, elle a fait des progrès rapides. Il travaille depuis deux ans dans une carrière de pierres ; il est obligé de se tenir constamment debout. On n'a tenté pour le guérir que le traitement médical et seulement dans les premières années de son affection.

Le 12 avril, il entre à l'Hôtel-Dieu de Lyon, dans le service de M. Mollière.

A son entrée, on constate un genu valgum double ; écartement des deux malléoles : 21 centimètres ; 15 centimètres à droite, 6 centimètres à gauche; longueur de la jambe : 41 centimètres.

La marche prolongée est pénible ; le malade se fatigue vite et ressent des douleurs dans les genoux, lorsqu'il se force un peu.

Le condyle interne du fémur, surtout à droite, est considérablement hypertrophié ; on ne constate nulle part des courbures ou nodosités rachitiques.

Le 2 mai, en présence de M. Mollière et d'une nombreuse assistance, je pratique l'opération. Les os très flexibles, plient considérablement jusqu'à angle droit, et il faut une force assez grande pour obtenir la fracture. Les deux fractures sont incomplètes ; on ne constate pas de trace de contusion des parties molles. Deux jours avant, on avait eu soin de mouler une gouttière de plâtre sur les jambes du malade ; on le replace dans cette gouttière, sans opérer le redressement, comme nous l'avons indiqué plus haut.

2 mai, soir. Pas de douleur, pas de gonflement, température normale.

3 mai. Le malade a parfaitement dormi ; aucun gonflement, ni hydarthrose, ni douleur.

12 mai. On sort le malade de l'appareil plâtré, et pour opérer le redressement il faut déployer une force relativement consi-

dérable, et en complétant la fracture on perçoit nettement un craquement. Le malade est replacé dans une nouvelle gouttière plâtrée.

13 mai. Aucun gonflement, aucune douleur.

3 juin (trente-sixième jour de l'opération). On constate une consolidation complète des deux fractures. Le malade peut faire quelques pas. Aucune raideur articulaire. Il est impossible de découvrir le point de la fracture ; il n'y a pas de cal apparent.

Ce malade est le premier chez qui on ait fait le redressement tardif.

Aussi, à la suite de la fracture incomplète sous-périostée faite par l'ostéoclaste, n'y a-t-il pas eu trace de réaction locale ; le traumatisme a porté sur l'os seul et rien que sur l'os. La consolidation n'a été retardée en rien par le redressement tardif, puisque le malade a pu marcher le trente-septième jour de son opération. Le succès est très-beau.

## Observation VIII

(SERVICE DE M. MOLLIÈRE)

Louise Gauthier, seize ans, demeurant à Lyon, entrée le 3 juin.

Pas d'antécédent héréditaire, bonne santé habituelle. Depuis un an seulement la malade est atteinte de genu valgum double. La difformité s'est établie peu à peu sans souffrance. Elle aide sa mère dans le ménage, et souvent est obligée de transporter des seaux d'eau à une certaine distance. Constitution faible ; la malade n'est pas encore réglée. Elle présente l'apparence d'une jeune fille de douze ans environ. Quoique faible, elle est cependant bien proportionnée ; on ne trouve nulle part, aux genoux excepté, de déformation osseuse.

Taille un mètre trente-quatre centimètres, écartement des malléoles, lorsque les genoux se touchent : 20 centimètres, écartement de la malléole droite d'une ligne perpendiculaire médiane : 12 centimètres, de la gauche 8 centimètres.

Hypertrophie des condyles internes du fémur ; marche irrégulière, mais non pénible.

Ostéoclasie le 5 juin. Je suis très étonné du peu de résistance des os ; fracture incomplète des deux fémurs à deux travers de doigt au-dessus de l'articulation du genou ; puis application sans redressement d'une gouttière plâtrée préalablement construite.

5 juin au soir. Pas trop de gonflement ni de douleur spontanée ; pas l'ombre d'une réaction locale en général.

6 juin. Idem.

11 juin. Redressement nouveau dans le cal malléable. Comme la malade est très sensible, on lui fait respirer un peu d'éther.

Il faut une certaine force pour opérer le redressement ; réapplication de la gouttière échancrée et redressée au niveau des fractures et consolidée par une attelle plâtrée.

12 juin. Ni gonflement, ni douleur.

13 juin. Idem.

2 juillet, *vingt-septième* jour de l'opération. Consolidation complète des deux côtés, pas la moindre raideur articulaire, pas de trace de cal ; redressement parfait.

Je dois noter ici, d'une manière toute particulière la guérison en vingt-sept jours. Il en sera probablement de même pour le malade suivant.

## Observation IX

(SERVICE DE M. MOLLIÈRE)

Marius Monteil, 16 ans, sans profession, né à Lyon. Aucun

antécédent héréditaire ou morbide. A l'âge de 8 ans, le malade a remarqué que ses jambes, particulièrement la droite, se déjetaient en dehors; les progrès de l'affection ont été très peu sensibles excepté depuis 6 mois. Jamais le malade n'a souffert dans les genoux. Il est robuste, d'une taille moyenne pour son âge; pas d'autre difformité ou nodosité rachitique.

Ecartement des deux malléoles 17 cent., 9 à droite 10 à gauche; longueur de la jambe, de la tubérosité condylienne à la malléole, 35 cent.

Le 8 juillet. Ostéoclasie des deux cuisses à deux travers de doigt au-dessus des deux genoux, en présence de M. Mollière, chirurgien en chef de l'Hôtel-Dieu, de M. Pollosson, chirurgien en chef désigné, et d'une nombreuse assistance. Les os sont excessivement malléables.

Les fractures ne se produisent pas avec un bruit sec, mais on entend une série de craquements; elles ne sont que très incomplètes, puisque après avoir enlevé l'appareil, beaucoup des assistants doutaient de leur production.

On replace le malade sans le redresser, dans une gouttière de plâtre préparée d'avance. A la contre-visite, le soir, on ne constate ni gonflement, ni douleur, rien; aucun symptôme local et à plus forte raison aucune réaction générale; le malade a été un peu fatigué par l'anesthésie, il ne s'aperçoit de son opération que lorsqu'on appuie la main sur le siège de la fracture, ce qui éveille un peu de douleur.

9 juillet. Aucun gonflement, aucune douleur spontanée.

15 juillet. On procède au redressement, il faut une force assez considérable pour redresser dans la fracture; le malade n'est pas anesthésié, les manœuvres ne sont pas très douloureuses, on replace une nouvelle gouttière plâtrée.

15 juillet soir. Aucun gonflement, aucune douleur spontanée.

17 juillet. Je viens de voir le malade, il est tout heureux et tout reconnaissant. En constatant cette simpli-

cité du redressement, on ne peut douter du succès complet pour l'avenir.

---

Il semblerait invraisemblable, — moi-même je n'aurais osé l'espérer, — qu'avec un déploiement de force aussi grand, un traumatisme aussi violent en apparence, j'aie pu fracturer le fémur, et redresser sans déterminer ni gonflement, ni douleur, sans symptôme aucun de réaction locale, sans roideur même légère des genoux, sans trace de cal apparent, comme je viens de le noter dans mes 6 dernières opérations. Mais on peut bien concevoir la chose, si l'on songe qu'avec le redressement tardif on a uniquement, dans la plus grande simplicité possible, une fracture comme lésion.

---

# CONCLUSIONS

---

En présence de l'application possible du nouveau procédé au genu valgum de tout âge, de sa précision mathématique, de la simplicité de la lésion qu'il produit, de son innocuité, qui dépasse toute espérance grâce au redressement tardif ; en présence de la rapidité de la guérison et de la beauté du résultat définitif, nous croyons avoir trouvé la solution complète du problème thérapeutique du genu valgum, qui a préoccupé la chirurgie contemporaine.

Le redressement lent et le redressement brusque ne doivent pas être rejetés comme le prétendent les ostéotomistes, mais être restreints aux cas du genu valgum de l'enfance, le premier, tout à fait à la période de début ; le second, à la période confirmée ; seulement il ne faut pas que la période d'éburnation des os rachitiques soit établie.

L'ostéotomie n'a plus de raison d'être.

---

Il est bien évident qu'on peut aussi bien redresser un genou en dehors qu'un genou en dedans par le nouveau procédé. Si nous n'avons pas parlé de la première affection c'est que nous n'avons pas eu jusqu'ici l'occasion d'en rencontrer un seul cas.

# TABLE DES MATIÈRES

LYON. — Imprimerie DUC & DEMAISON, grande rue de la Guillotière, 101.

www.ingramcontent.com/pod-product-compliance
Ingram Content Group UK Ltd.
Pitfield, Milton Keynes, MK11 3LW, UK
UKHW020344250726
13967UKWH00005B/2102

9 782012 932340